DE LA NÉCESSITÉ

DE LA CRÉATION

D'UN VASTE ÉTABLISSEMENT

DE

BAINS DE MER

A L'USAGE DE L'ARMÉE

PAR LE DOCTEUR MORIN

Médecin aide-major au 26e de ligne.

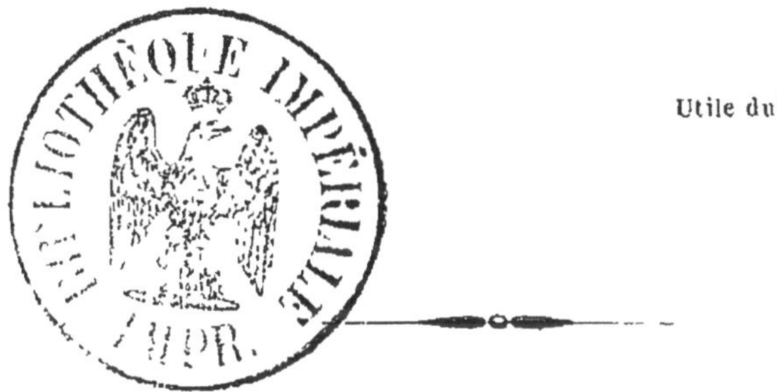

Utile dulci.

LYON

IMPRIMERIE D'AIMÉ VINGTRINIER

Quai Saint-Antoine, 36

1858.

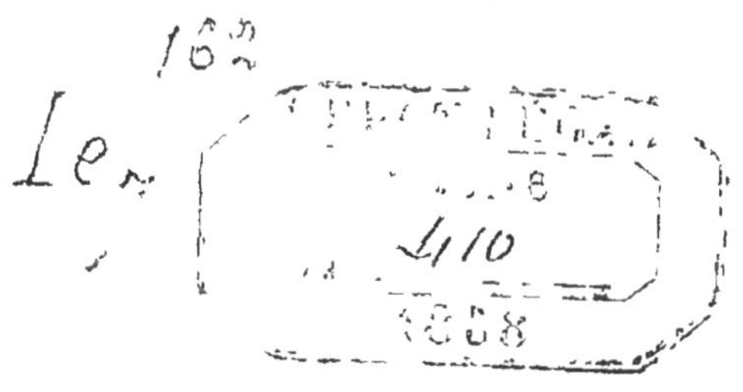

A MONSIEUR LE BARON LARREY,

Membre du Conseil de santé des armées

A MONSIEUR LE DOCTEUR HUTIN,

Médecin en chef de l'Hôtel impérial des invalides.

Persuadé que tout ce qui touche de près au bien-être du soldat malade est l'objet de votre constante sollicitude, je vous ai dédié ce petit travail, que j'ai écrit dans l'intérêt de l'armée, et que je vous prie d'agréer comme un témoignage de ma vive gratitude et de mon respectueux attachement,

Dr C. MORIN.

AVANT PROPOS

Je regarde comme incurable, disait Bordeu « toute maladie chronique qui a résisté aux eaux minérales.» Dans une foule de cas ceci peut s'appliquer aux bains de mer, car outre la situation topographique qui nous donne un ciel pur, un paysage enchanteur, un air vif et salubre; outre le changement d'habitude et de régime; outre l'influence morale qui suffit parfois à elle seule pour relever les forces chancelantes, il y a la puissance absolue de l'agent thérapeutique que personne ne peut révoquer en doute.

De tous les points de l'Europe, un grand nombre de personnes vont chaque année jouir du bénéfice des bains de mer.

Des cures merveilleuses sont obtenues, des constitutions débilitées sont rétablies, des maladies chroniques sont enrayées, des convalescences douteuses sont raffermies, et tous ces avantages, toutes ces guérisons, tous ces bienfaits sont aujourd'hui une vérité sanctionnée par l'expérience des peuples.

Je viens aujourd'hui réclamer ce secours efficace, cette puissante et féconde médication pour nos soldats épuisés par les fatigues, éprouvés par les blessures, affaiblis par les affections anciennes.

Je viens prouver la nécessité absolue de l'Établissement dont je sollicite la création, et je fais des vœux bien sincères, au nom du bien-être de l'armée tout entière, pour que ma voix se fasse entendre et que mes vœux soient exaucés.

Docteur MORIN.

DE LA NÉCESSITÉ

DE LA CRÉATION

D'UN VASTE ÉTABLISSEMENT

DE BAINS DE MER

A L'USAGE DE L'ARMÉE.

Exposé général.

Les militaires atteints d'affections chroniques ou de blessures anciennes, sont, d'après l'avis des médecins en chef des hôpitaux et des médecins de régiment, dirigés sur les divers établissements des eaux minérales, soit en France, soit en Corse, soit en Afrique.

Il résulte, de ces différentes répartitions, de grands déplacements, et des dépenses énormes pour l'État, que l'on pourrait facilement réduire, au moyen d'un vaste établissement de bains de mer à l'usage de l'armée, création dont nous allons démontrer l'utilité et les avantages.

Les malades désignés pour les eaux sont habituellement porteurs d'affections générales, de faiblesse articulaire ou musculaire, consécutive à des états morbides chroniques, ou de blessures anciennes, et ayant déja préalablement motivé l'emploi des eaux minérales artificielles.

La plupart de ces militaires vont jouir des propriétés toniques, stimulantes et révulsives des eaux minérales ; or l'eau de mer, réunissant toutes ces conditions, pourrait y suppléer dans le plus grand nombre de cas, d'une manière avantageuse et pour la santé du soldat et pour le trésor de l'Empire.

Je suis convaincu, après mûre réflexion, qu'il serait urgent de fonder pour l'armée un établissement de bains de mer, où l'on enverrait les malades que l'on voudrait soumettre à un traitement à la fois médical et hygiénique.

L'Établissement serait très-favorablement exposé au sud-ouest de la France, sur le littoral de l'Océan qui baigne les côtes du département des Basses-Pyrénées.

A Biaritz, par exemple, il serait établi dans les

meilleures conditions possibles. Son doux climat, son ciel pur, la richesse du sol, la salubrité de l'air, la majesté du site, en font peut-être le plus riant séjour de la France.

Les régiments venant de faire campagne, seraient autant que possible dirigés dans les garnisons voisines de l'Établissement, pour y jouir du bénéfice des bains.

Si ce projet avait été mis à exécution depuis notre occupation de l'Algérie, que de victimes on aurait pu arracher au tombeau !

Que d'hommes sont venus en France, achever leur triste et pénible existence, sans avoir eu à leur secours un agent thérapeutique capable de rétablir leur constitution épuisée par une cachexie profonde !

Aujourd'hui même, combien nos soldats, brisés par les fatigues et les privations de la guerre d'Orient, se seraient bien trouvés au retour de l'usage des bains de mer !

Je ne parlerai pas ici des blessures récentes, car loin d'éprouver un changement favorable dans l'emploi des eaux, elles ressentent, au contraire, une irritation qui retarde et qui trouble d'une manière notable le travail de la cicatrisation.

On peut dire à coup sûr que parmi les moyens

thérapeutiques sérieux, il n'en est pas qui puissent, plus que les bains de mer, bien maniés, indiqués à propos, modifiés suivant les cas, employés avec méthode, produire un plus grand nombre de résultats heureux.

La nécessité de la création d'un établissement de bains de mer, à l'usage de l'armée, étant démontrée d'une manière générale, je vais expliquer les effets thérapeutiques de l'eau de mer, puis je passerai rapidement en revue les propriétés des eaux minérales, leur manière d'agir sur l'économie, et les conséquences identiques obtenues par l'eau de mer. Cet exposé me servira à prouver d'une manière positive que l'eau de mer peut, le plus souvent, remplacer les eaux minérales, non pas comme principe, mais comme moyen d'action et comme résultat définitif.

De l'eau de mer. — Sa composition.

L'eau de mer, cette eau minérale saline froide, si remarquable par l'énergie des principes qu'elle renferme, se rapproche généralement de la température atmosphérique; seulement les couches supérieures de la mer, subissant l'influence des variations antérieures, ont une température inconstante, tandis que celle des couches profondes est toujours égale.

COMPOSITION DE L'EAU DE L'OCÉAN.

Sur mille parties en poids, on trouve :

Eau	964	74,372
Chlorure de sodium	27	05,948
Chlorure de potassium	00	76,552
Chlorure de magnésium	3	66,658
Bromure de magnésium	0	02,929
Sulfate de magnésie	2	29,578
Sulfate de chaux	1	40,662
Carbonate de chaux	0	03,301
	1,000	00,000

COMPOSITION DE L'EAU DE LA MÉDITERRANÉE.

Sur mille en poids, on trouve :

Eau	959	26
Chlorure de sodium	27	22
Chlorure de potassium	0	01
Chlorure de magnésium	6	14
Bromure de magnésium	0	0
Sulfate de magnésie	7	02
Sulfate de chaux	0	15
Carbonate de chaux	0	20
	1,000	00

Elle contient en outre, ainsi que l'eau de l'Océan, de l'iode et du brôme, de l'iodure de potassium, un peu de potasse, enfin une certaine dose de gaz acide carbonique libre et d'air atmosphérique.

Action de l'Eau de mer.

Elle doit être envisagée sous deux rapports :

1° Emploi extérieur;

2° Emploi intérieur.

1° *Usage extérieur.* — L'eau de mer, tantôt agent principal dans le traitement des maladies, tantôt auxiliaire précieux, joue le triple rôle de méthode curative, préventive ou palliative, suivant les circonstances.

Elle donne du ton à l'économie, de l'activité aux fonctions, de l'énergie aux organes. Elle est tonique, excitante, résolutive, sédative, parfois calmante, souvent irritante, et cette dernière propriété peut être utilisée dans les plaies atoniques ou de mauvaise nature.

Son contact trop fréquent et trop prolongé peut déterminer des érysipèles et des ulcères, comme j'en ai vu plusieurs exemples sur les côtes de l'Algérie, chez les Maltais, sans cesse occupés sur les bords de la mer à charger et à décharger les marchandises, les jambes et les pieds nus sur le rivage.

Son action ne se borne pas aux parties directement en contact, mais aussi par absorption ses principes sont transportés dans l'économie. En résumé, dans les bains de mer il faut considérer :

1° L'action tonique ;

2° L'action excitante de la douche lorsqu'on se baigne dans une mer agitée ;

3° L'action des propriétés spéciales à la nature du liquide.

Des bains de mer en général.

On peut dire comme règle générale que les bains de mer sont indiqués toutes les fois que les organes ont besoin d'être tonifiés ; ils doivent être prescrits dans toutes les circonstances qui réclament l'usage des préparations ferrugineuses. L'action de l'eau de mer est profonde, salutaire, durable, et ces diverses propriétés, elle les tient de sa constitution spéciale, et des éléments minéralisateurs qu'elle porte sans cesse dans l'économie.

Les bains de mer conviennent dans tous les cas

d'atonie, d'anémie, d'asthénie, dans la faiblesse générale consécutive à de longues maladies, dans les affections chroniques des bourses synoviales, les divers engorgements, les indurations, les épanchements chroniques, les affections catarrhales anciennes des muqueuses, sans réaction fébrile; dans les blessures parfaitement cicatrisées, dans les paralysies partielles, dans les maladies chroniques de la vessie.

Les bains de mer sont utiles dans l'épilepsie, les palpitations nerveuses, les gastralgies, les entéralgies, etc.

On les emploie surtout dans le cas de faiblesse résultant des luxations, des fractures, des entorses réduites et consolidées. Ils conviennent encore dans les ankyloses incomplètes, la raideur des mouvements qui peut résulter de certaines cicatrices vicieuses; les suites de la congélation, les affections cutanées, les ulcères atoniques et indolents, les abcès froids, les fistules, les caries, les blénorrhées, les pertes séminales involontaires.

Les hémorrhagies passives avec ou sans éréthisme nerveux sont arrêtées par l'usage des bains de mer.

Dans les cas d'aliénation mentale, les bains de mer sont parfaitement indiqués, et M. Gandet cite un grand nombre d'affections de ce genre qui ont été guéries à la suite d'une saison prolongée.

Les convalescents trouveraient dans la natation en pleine mer un remède souverain ; sous cette influence salutaire, leurs fonctions nutritives se relevant, le système musculaire serait promptement raffermi, et l'économie tout entière puiserait de nouvelles forces à cette source continuelle de vitalité.

Comme on peut le voir par cet exposé général, le plus grand nombre des affections que l'on dirige sur les eaux minérales peuvent être traitées avec succès par l'usage des bains de mer, et un certain nombre de maladies pour lesquelles on ne prescrit presque jamais les eaux peuvent, par ce moyen énergique, être modifiées ou guéries d'une manière rapide et moins dispendieuse.

Je ne me suis occupé ici que des cas morbides que l'on peut rencontrer chez le soldat, car autrement j'aurais insisté d'une manière toute particulière sur l'efficacité puissante de l'eau de mer comme moyen thérapeutique dans la pathologie de la femme et de l'enfant.

Cas dans lesquels les Bains de mer conviennent d'une manière spéciale.

1° *Des Bains de mer dans les maladies chroniques internes.*

C'est principalement les malades longtemps soumis à des cachexies profondes, qui pourraient pendant leur rétablissement jouir avec bénéfice de l'usage des eaux salines.

Ainsi, nos convalescents d'Afrique ou de Crimée, épuisés par les fièvres intermittentes ou les affections chroniques du tube digestif, une fois sur le sol natal, verraient, sous l'influence tonique des bains de mer, leur rétablissement s'opérer d'une manière prompte et certaine.

Presque tous les fébricitants qui ont éprouvé plusieurs récidives, se présentent avec un ballonnement considérable de l'abdomen et une hypertrophie de la rate,

Quand ces altérations persistent, la face est bouffie, le teint pâle, les jambes œdématiées ; les muscles sont flasques et sans ressort, les selles fréquentes ; l'appétit persiste, mais les digestions sont longues, pénibles, incomplètes ; la nutrition se faisant mal, les forces tombent graduellement.

Il faut alors se presser de soustraire ces malades au danger qui les menace ; il ne faut pas attendre qu'ils arrivent au dernier degré de la cachexie paludéenne, que l'état chloro-anémique fasse des progrès, que la peau devienne sale et terreuse, la face livide, les yeux ternes, les extrémités infiltrées, que des collections séreuses se fassent dans les cavités, et obéissent aux seules lois de la pesanteur.

Non seulement, comme nous venons de l'exposer, il faudrait se hâter de les enlever au foyer miasmatique, mais encore il faudrait qu'ils puissent en arrivant, sur le sol de la patrie, être dirigés à la saison sur un établissement de bains de mer pour y respirer d'abord un air pur et vif, puis jouir de la promenade sur les bords de la mer, et peu à peu, sous l'influence d'un régime tonique et bien approprié aux forces digestives, arriver à prendre des bains de mer, moyen le plus énergique pour rendre la vitalité à ces débiles organisations.

2° *Des Bains de mer dans les affections cutanées.*

Toutes les maladies chroniques de la peau pourraient être facilement sinon guéries, au moins profondément modifiées par l'eau de mer, principalement toutes les affections squammeuses, dartreuses, et celles de nature syphilitique. On prescrit avec succès les bains de mer contre certaines maladies de la peau, principalement celles qui revêtent la forme sèche ; tels sont surtout, d'après Biett, le prurigo, le psoriasis, le lichen, le pityriasis et l'impétigo chronique. « Dans les affections bulleuses, vésiculeuses et pustuleuses, ils sont contre-indiqués si on en excepte toutefois le porrigo. Si cependant ces dermatoses se lient à l'existence de quelque élément syphilitique encore présent dans l'économie, comptez peu sur les bons effets des bains de mer. Ceux-ci pourront momentanément restaurer les forces au point de simuler la guérison ; mais bientôt vous verrez les accidents reparaître, souvent plus intenses qu'avant l'emploi des bains. Toutefois, ceci s'applique seulement à la syphilis acquise et non à la syphilis congénitale, c'est-à-dire à celle qui s'est transmise par voie d'hérédité. Je citerai à cette occasion une remarque que j'ai eu l'occasion de faire, nombre de fois, et qui, malgré son importance, ne me paraît avoir encore été indiquée par personne. C'est dans les ports de mer, surtout dans ceux où les matelots ne se livrent pas seulement au cabotage, mais font de lointaines excursions, il n'est pas rare qu'au retour ils apportent avec eux la syphilis qu'ils communiquent à leur femme, laquelle donne ensuite le jour à des enfants infectés. Ces enfants grandissent misérablement, offrant tous les stigmates du mal dont ils ont reçu le germe, et en particulier de hideuses ophthalmies. Mais arrive le moment où leur père les emmène pour leur faire partager ses travaux qui nécessitent, comme chacun sait, le contact fréquent et prolongé de l'eau de mer sur le corps. A dater de ce moment, la santé de ces enfants subit une métamorphose véritable. Leurs yeux se guérissent, leurs forces se développent, leur constitution se raffermit; bientôt ce seront des hommes robustes et c'est bien réellement à l'eau de mer qu'ils doivent ces heureux changements, puisque leurs sœurs, restées au logis, continuent d'être chétives et étiolées. (Constantin James). » Ainsi l'eau de mer, aussi puissante que le *mercure*, guérit toujours la syphilis congénitale.

En Afrique, les Arabes se trouvent très-bien de l'action passagère des bains de mer sur les vastes ulcères cutanés dont ils sont si souvent porteurs.

La gale elle-même, comme j'en ai vu de nombreux exemples dans diverses localités du littoral de l'Océan, se guérit parfaitement par des lavages d'eau de mer, après avoir préalablement rompu les vésicules à l'aide de frictions.

3° *Des Bains de mer dans les affections articulaires chroniques et les blessures anciennes.*

Les entorses chroniques si fréquentes à l'armée, si redoutables par leurs conséquences, et qui à elles seules suffisent pour envoyer chaque année tant d'officiers et de soldats aux divers établissements des eaux minérales, peuvent être bien souvent guéries par l'usage des bains de mer ou des douches salines.

Toutes les fois qu'il y a gêne dans la flexion et dans l'extension, qu'une articulation est privée de mouvement, qu'il reste de la difficulté dans la motilité des membres, par suite de blessures anciennes ou de rhumatismes chroniques, les bains de mer ont toujours été employés avec un grand succès, ou à leur défaut l'eau saline en affusions et en irrigations.

4° *Des Bains de mer dans les affections scrofuleuses.*

Les bains de mer sont préconisés contre le rachitisme, le mal de Pott, les diverses caries et nécroses, et toutes les infirmités qui sous l'influence scrofuleuse viennent assaillir l'espèce humaine. Les soldats soit goîtreux, soit porteurs de ces ganglionites qui sont l'expression d'un état général, verraient leur position s'améliorer sous l'influence prolongée de ces bains.

5° *Des Bains de mer dans la phthysie pulmonaire.*

En indiquant l'emploi des bains de mer dans le traitement de la phthysie pulmonaire, je me base sur l'identité du vice strumeux et du vice tuberculeux, quoique cette manière de voir ne soit pas généralement partagée par les auteurs. Le traitement étant le même, ainsi les toniques, les amers, les ferrugineux, les médicaments ayant l'iode pour base, une alimentation substantielle, constituant les mêmes agents thérapeutiques dans les deux cas, on peut *à priori* indiquer l'usage des eaux salines dans cette redoutable affection.

J'ai du reste dans cette circonstance l'expérience pour guide, car un certain nombre de célèbres praticiens prétendent que les phthysiques sont parfois guéris par l'usage interne et externe de l'eau de mer; ainsi M. Boyer vit, en 1828, un forgeron de Béziers qui fut guéri d'une phthysie au deuxième degré, en combinant l'emploi des cautères et des bains de mer.

Laennec, Delpech, le docteur Guastalla ont cité une foule d'exemples d'individus porteurs de tubercules, dont l'existence s'est prolongée jusqu'à un âge fort avancé pour être venus seulement se fixer sur les bords de la mer.

6° *Cas dans lesquels on peut employer les Bains de mer chauds.*

Chez les militaires qui, par leur âge, leur tempérament et la nature de leurs affections ne pourraient pas prendre des bains froids, on peut employer les bains de mer chauds avec toute sécurité.

Ces bains conviennent principalement dans les rhumatismes chroniques et dans certaines affections catarrhales.

On a vu des douleurs anciennes, complètement rebelles à l'emploi des eaux sulfureuses thermales, être radicalement guéries par cette médication.

Agents thérapeutiques auxiliaires aux Bains de mer.

Les malades trop faibles pour prendre des bains

feraient usages des applications topiques de l'eau de mer, des affusions, des irrigations continues, du massage, des frictions.

Enfin les bains de sable pourraient avantageusement être employés comme auxiliaires, ou même comme succédanés des bains de mer.

Les Tartares et les habitants de la Crimée en font un fréquent usage pendant les grandes chaleurs, dans le traitement du scorbut et des scrofules. Ils conviendraient surtout dans les cas d'engorgements chroniques des articulations, et toutes les fois qu'il y aurait nécessité d'entretenir un certain degré de chaleur autour des parties affectées.

Les fucus, d'après leur composition chimique, pourraient servir à faire des cataplasmes résolutifs dans le traitement de certaines plaies blafardes avec suppuration de mauvaise nature, dans tous les engorgements articulaires chroniques, glanduleux, d'origine scrofuleuse.

Ils pourraient, une fois desséchés d'une manière convenable, prendre rang dans la thérapeutique.

On peut également, d'après l'exemple de Fage de Montpellier, appliquer sur certaines tumeurs blanches et sur tous les ulcères scrofuleux des cataplasmes froids arrosés d'eau de mer.

Le changement de milieu, de régime, l'action

d'un air vif et pur, l'exercice, les conditions nouvelles de la vie, l'espérance d'une guérison prochaine, toutes ces considérations ont une immense valeur pour les malades.

Certains sujets trop faibles et trop débilités pour faire usage des bains de mer séjourneraient avec profit sur le littoral.

La simple aspiration de l'air de la mer activerait à la fois les fonctions respiratoires et les fonctions digestives, et par cette médication purement hygiénique les forces se relèveraient avec rapidité.

Contre-indication aux Bains de mer.

Nous citerons en première ligne toutes les phlegmasies aiguës, toutes les maladies avec réaction fébrile.

Les hommes doués d'un tempérament pléthorique ou trop impressionable, les individus atteints d'affections de l'organe central circulatoire, de rhumatismes aigus, d'affections cutanées à caractère inflammatoire, devront rigoureusement s'en abstenir.

Usage intérieur de l'eau de mer.

La thérapeutique moderne s'encombre de jour en jour d'une foule de médicaments nouveaux, dont la valeur est plus ou moins douteuse, dont le mode d'action est le plus souvent inconnu.

Il est bien temps cependant que l'on cesse de considérer le tube digestif comme un véritable laboratoire chimique où viennent se neutraliser une foule d'éléments hétérogènes.

De toute part on apporte chaque année un large tribut de compositions nouvelles au domaine déjà trop considérable de la thérapeutique, sans réfléchir si parmi les substances tombées en désuétude on ne pourrait pas rencontrer des ressources précieuses ; sans chercher autour de soi des médicaments fournis par la nature dans toute leur plus grande simplicité, et qui, sans préparation, sans mélange, sans combinaison, sans trituration préalable, seraient susceptibles d'être employés avec succès.

Malheureusement, il faut en convenir, il y a aussi l'influence de la mode en médecine, principalement dans les grandes villes, et dans cette tendance de nouveauté à tout prix, où le savant s'efface bien souvent pour faire place à l'homme avide de bruit et de célébrité, il y a un vice radical. Malheureusement le charlatanisme a pris pied, et le but définitif de cet empiétement continuel c'est la confiance qui disparaît et le discrédit qui en est la conséquence.

Aujourd'hui c'est le collodion qui guérit toutes les lésions chirurgicales, hier c'était la strychnine que l'on annonçait à son de trompe comme l'antidote du choléra, et dont la prétendue spécificité n'est ni plus ni moins qu'un rêve.

La nature dans son expression la plus simple, à l'abri des investigations compliquées de la science et du pilon des officines, est le Codex le plus riche que nous ayons devant les yeux, et le champ le plus vaste soumis à notre observation.

L'eau ! le feu ! voilà des agents thérapeutiques qui certes n'ont pas besoin d'une grande préparation et qui donnent des cures merveilleuses.

Le feu, ce remède héroïque dans une foule de cas, si vivement préconisé par Larrey et par Percy, jouit aujourd'hui d'une vogue immense au sein de l'École de Lyon, si féconde en grands hommes.

L'eau, sous toutes ses formes, mais principalement à l'état de glace, a été réhabilitée d'une manière éclatante par l'inspecteur Baudens, ravi trop tôt à sa famille, à la science, à l'armée. Qu'importe que les propriétés de la glace aient été connues des anciens, puisqu'elles étaient abandonnées de nos jours. Est-ce que la réhabilitation de l'arsenic par l'auteur de l'antagonisme n'est pas une conquête au profit de la médecine moderne?

Je viens à mon tour non pas inventer, mais retirer de l'oubli un médicament naturel, dont les anciens connaissaient parfaitement les propriétés énergiques, et qui, par sa composition chimique et ses propriétés spéciales, peut servir de succédané à un certain nombre de substances pharmaceutiques.

Je veux parler de l'eau de mer comme médicament interne. De nos jours les docteurs Guastalla et Henri Trais, de Trieste, ont publié une foule de résultats heureux, sur l'emploi de l'eau de mer à l'intérieur. Administrée ainsi, elle est tonique, diurétique, vermifuge, et pardessus tout éminemment purgative.

On peut au reste poser en principe qu'il n'est guère de cas où cette eau convienne comme agent externe, sans qu'il existe en même temps l'indication de la donner par voie d'ingestion.

Sa vertu purgative était très-appréciée des anciens, et vers le milieu du siècle dernier ses propriétés étaient vantées outre mesure en Italie et en Angleterre.

Trois verres de cent à cent vingt grammes suffisent pour purger; ainsi l'eau de mer peut être envisagée comme un succédané de l'eau de Sedlitz, du sulfate de soude, et de tout autre purgatif d'une activité à peu près égale.

L'usage de l'eau de mer en boisson comme tonique et excitant général peut être continué pendant très-longtemps, sans qu'il en résulte un dérangement notable pour l'économie, et pour en atténuer l'action on peut la couper soit avec l'eau douce, soit avec la décoction d'orge.

L'eau de mer, puisée à une certaine profondeur et à une distance convenable du rivage, devra être, au moyen de la filtration, débarrassée des substances étrangères qu'elle peut contenir.

M. Pasquier, pharmacien de Fécamp, a trouvé le moyen de rendre l'eau de mer inaltérable, et par conséquent d'un transport facile.

Cette eau clarifiée, débarrassée des matières étrangères qu'elle renferme, puis chargée d'acide carbonique et renfermée dans des bouteilles hermétiquement fermées, peut se conserver sans aucune altération.

Administrée sous forme d'injections intestinales,

l'eau de mer peut vaincre la constipation, et comme stimulant, comme révulsif elle peut rendre de grands services.

Dans l'anémie, dans la chlorose, dans le goître, dans les engorgements glanduleux, dans les tubercules, dans l'affection scrofuleuse si terrible dans ses ravages, si complexe dans ses expressions morbides, on pourrait associer l'usage externe et interne de l'eau de mer, en l'administrant chaque jour à l'intérieur à des doses fractionnées.

Personne jusqu'ici n'est venu contester ses propriétés vermifuges ; prise à la dose de un à trois verres par jour, son effet est prompt et sûr, car elle renferme les principes anthelmintiques les plus énergiques.

On ne peut pas dire *à priori* que l'eau de mer est un succédané du sulfate de quinine, mais néanmoins dans certains cas de fièvre intermittente rebelle soit aux préparations de quinquina, soit à l'acide arsénieux, je l'ai vu employer avec avantage en combinant les deux méthodes interne et externe.

Toutes les fois qu'il s'agit de stimuler les reins ou la muqueuse vésicale on peut hardiment conseiller l'usage interne de l'eau de mer.

Je l'ai employée avec succès sous forme d'injections dans deux cas d'atonie de la vessie et dans un grand nombre d'uréthrites chroniques; dans ce dernier cas, elle peut remplacer les toniques et les astringents, tels que le vin aromatique, le tanin, les sels de zinc et de plomb.

Il résulte de tout ce que je viens de dire que l'eau de mer pourrait être, dans ses applications internes, un succédané précieux d'un grand nombre de préparations purgatives, toniques, astringentes et révulsives, suivant les différentes indications. Aussi il serait à désirer que l'on fît des expériences à titre d'essai sur l'eau de mer comme agent thérapeutique interne, dans tous les hôpitaux militaires situés sur les côtes de l'Océan et de la Méditerranée, expériences peu coûteuses qui serviraient à juger la question d'une manière décisive.

Comparaison de l'eau de mer et des eaux minérales comme agents thérapeutiques. — Identité dans leurs résultats.

Quels que soient les différents principes chimiques des eaux minérales, sous le rapport de leurs propriétés générales, elles se rapprochent d'une manière très-intime.

Leurs propriétés immédiates donnent une activité générale à l'organisme et une plus ou moins grande tonicité; dans d'autres cas elles produisent une réaction ou une révulsion plus ou moins favorables.

Les propriétés secondaires, au contraire, sont tantôt diurétiques, tantôt diaphorétiques, tantôt purgatives, ou simplement laxatives, suivant les éléments qui les composent, la constitution du sujet, la quantité absorbée, la manière dont elle est administrée, et les circonstances imprévues qui peuvent surgir.

Les eaux minérales déterminent donc trois sortes de médications principales :

1° Médication tonique ;
2° Médication excitante ;
3° Médication révulsive.

Si l'on compare l'action des eaux minérales avec celle produite par l'eau de mer, comme agent thérapeutique à la fois interne et externe, on arrive absolument aux mêmes résultats, tant dans les propriétés immédiates que dans les propriétés secondaires, et les effets obtenus sont fort souvent les mêmes, quoique les principes ne soient pas identiques.

Ainsi toutes les eaux minérales, quelle que soit d'ailleurs leur origine, concourent à un triple but, apportent avec elles une triple médication, et ces avantages nous sont également fournis par l'eau de mer, avec toutes les garanties d'efficacité et de certitude.

Il y a enfin certains établissements exotiques qui sont une charge pour l'État et qui sont loin de justifier les lourdes dépenses qu'ils causent. On peut ranger dans cette catégorie les eaux de Guagno et les sources thermales d'Afrique qui ne sont pas sans danger.

Un certain nombre des sources de l'Algérie sont fréquentées par les Indigènes, les soldats et les populations européennes.

Un service médical a été établi aux sources thermales d'Hammam-Rhiza, d'Hammam-Melouan et d'Hammam-Meskkoutin.

Les indigènes utilisent ces eaux et les sédiments qu'elles déposent pour les maladies de la peau.

Dans la province d'Oran, la source la plus importante est connue sous le nom de *Bains de la Reine*.

La source d'Hammam-Meskkoutin est sans contredit la plus remarquable de l'Algérie. Ses eaux ont une odeur sulfureuse et une température qui varie de 45 à 46°. M. Tripier, en les analysant, a reconnu la présence des sels sodiques, des sulfures, des traces d'arsenic et du gaz hydrogène proto-carboné.

On envoie, pour jouir du bénéfice de ces eaux, les malades atteints d'affections cutanées ; mais ces eaux minérales ne sont pas toujours prises impunément, car le docteur Trudeau, médecin militaire, chargé du service médical en 1849, a constaté que tous les hommes présents avaient été atteints de fièvres intermittentes, compliquées parfois d'accès pernicieux, ce qu'il explique par l'intoxication du gaz hydrogène proto-carboné.

L'usage des bains de mer ne saurait être exclusif, c'est vrai ; mais dans un grand nombre de circonstances, et principalement dans la plupart des cas où l'on emploie les eaux thermales, les bains salins peuvent être conseillés.

Leur effet tonique, comme je l'ai dit, les rend infiniment utiles, surtout dans les maladies atoniques ; enfin, en imprimant une marche énergique au système général, ils servent encore à affermir les guérisons douteuses.

CONCLUSION.

Comme par le passé, les médecins des hôpitaux militaires, les médecins de régiment conserveraient l'initiative des propositions, et les Membres du conseil de santé prononceraient en dernier ressort sur la validité des demandes et sur la nécessité absolue de leur mise à exécution.

Dans des cas spéciaux et bien dûment constatés, les militaires pourraient être dirigés sur les eaux minérales, car la création d'un vaste Etablissement de bains de mer n'impliquerait pas en principe la suppression complète de l'usage des eaux thermales, seulement, au lieu d'être la règle générale, ce serait la rare exception.

D'après toutes les considérations que je viens d'énumérer en détail, je suis convaincu que la réalisation du projet que je forme aurait à la fois un double but d'utilité.

Les malades y trouveraient tantôt la guérison, tantôt un soulagement à leurs maux, et l'Etat, tout en s'occupant avec sollicitude de la santé du soldat, ferait chaque année de grandes et sérieuses économies en concentrant sur un point unique les militaires épars sur toute la surface de l'Empire.

Cette idée, que je soumets à l'examen de mes chefs et qui n'a jamais été émise par personne, aurait peut-être besoin d'un plus grand développement, d'un exposé plus lucide, d'une analyse plus sévère ; mais enfin, quand ce ne serait qu'un jalon pour l'avenir, j'aurais encore accompli une tâche d'une sérieuse importance.

Docteur MORIN.

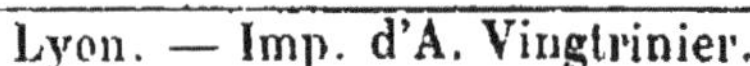

Lyon. — Imp. d'A. Vingtrinier.

www.ingramcontent.com/pod-product-compliance
Ingram Content Group UK Ltd.
Pitfield, Milton Keynes, MK11 3LW, UK
UKHW020431220726
13923UKWH00005B/2162

9 782019 299569